SARCOME MÉLANIQUE

ET

MÉLANOSE

PAR

Edmond BIZARD

VÉTÉRINAIRE EN PREMIER AU 31ᵉ D'ARTILLERIE

ET

Le Dʳ H. POMMAY

MÉDECIN-MAJOR A L'ORPHELINAT HÉRIOT

PARIS

A. MALOINE, ÉDITEUR

91, BOULEVARD SAINT-GERMAIN, 91

1891

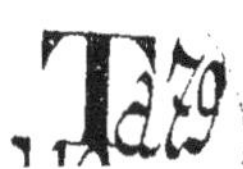

SARCOME MÉLANIQUE

ET

MÉLANOSE

IMPRIMERIE LEMALE ET Cie, HAVRE

SARCOME MÉLANIQUE

ET

MÉLANOSE

PAR

Edmond BIZARD

VÉTÉRINAIRE EN PREMIER AU 31ᵉ D'ARTILLERIE

ET

Le Dᵣ H. POMMAY

MÉDECIN-MAJOR A L'ORPHELINAT HÉRIOT

PARIS

A. MALOINE, ÉDITEUR

91, BOULEVARD SAINT-GERMAIN, 91

1891

SARCOME MÉLANIQUE

ET

MÉLANOSE

L'étude clinique et anatomo-pathologique de quelques cas de mélanose, les recherches que nous avons entreprises à ce sujet dans les littératures médicales française et étrangère nous ont conduits à modifier certaines de nos opinions basées jusqu'ici sur la lecture de travaux relativement anciens et surtout de l'ouvrage important de MM. Cornil et Trasbot. Nous publions les résultats de nos études dans l'espoir qu'ils seront de quelque utilité à nos confrères, surtout à ceux qui n'ont ni le temps, ni la possibilité de se livrer à des recherches bibliographiques, et qu'ils attireront l'attention sur une question intéressante qui est loin d'être résolue.

Notre travail se divise en trois parties. Dans la première nous donnerons des observations de diverses tumeurs mélaniques avec les remarques qu'elles suggèrent ; dans la deuxième nous étudierons les tumeurs d'après les travaux les plus récents en insistant sur les vues nouvelles et les points saillants et en laissant de côté les détails ou les faits connus et bien établis ; dans la troisième nous tâcherons de tirer des conclusions théoriques et pratiques.

PREMIÈRE PARTIE

Observation de sarcome mélanique sans généralisation

Le 1ᵉʳ novembre 1883, en visitant les animaux désignés pour faire partie d'un convoi dirigé sur Laghouat, on constate sur la mule La Courbature, âgée de 19 ans, de robe grise, la présence d'une tumeur grosse comme une noix, située au niveau de la mamelle du côté gauche ; cette tumeur bien délimitée est légèrement adhérente à la peau par sa partie inférieure et insensible au toucher. Le 30 décembre, l'animal étant de retour à Alger après une marche pénible de deux mois de durée, on remarque que la tumeur a augmenté dans des proportions notables et offre un volume égal à celui de la tête d'un enfant ; avec des limites peu précises elle s'étend du côté interne en englobant la mamelle, est mamelonnée en certains endroits et paraît pénétrer assez profondément dans l'aine. En examinant par le palper sa surface extérieure, on perçoit trois points fluctuants dans lesquels se trouvent englobées les tétines. Il n'y a pas de chaleur appréciable et la sensibilité est restée obscure ; les symptômes cardinaux de l'inflammation manquent donc sauf le gonflement. Quant à la rougeur, si elle existait, la coloration de la peau à cet endroit aurait empêché de la percevoir. La marche est gênée par la présence de cette masse anormale, et l'animal a dépéri d'une façon manifeste comparativement aux autres animaux du même convoi.

Les points fluctuants sont ouverts à l'aide du cautère et laissent couler un pus grisâtre à odeur extrêmement fétide ; on fait des détersions à l'eau phéniquée, et la tumeur est recouverte d'une couche de pommade mercurielle. Les ouvertures produites par les ponctions et les trajets fistuleux qui en ont été la conséquence sont pansés à l'aide de mèches imbibées de teinture d'iode. Mais la tumeur loin de diminuer ne fait que s'accroître et prend des proportions de plus en plus énormes. D'autres points fluctuants se manifestent, s'ouvrent spontanément et laissent couler un liquide identique à celui qui était sorti par l'effet des ponctions. De temps à autre il se produit des hémorrhagies et l'on est obligé à plusieurs reprises de recourir au tamponnement avec de la charpie imbibée de perchlorure de fer pour se rendre maître de ces hémorrhagies persistantes et rebelles aux autres moyens. L'animal étant âgé et de peu de valeur on se décide à tenter l'ablation malgré le peu de chance de succès d'une telle opération chez un animal aussi affaibli par les fatigues et surtout par la maladie ; mais, d'un autre côté, dans son état actuel il ne pouvait plus rendre aucun service et le mal ne faisait que croître ; l'extirpation était la seule chance restante, chance bien incertaine ; en effet, l'opération est faite dans les derniers jours de mars 1884, et le sujet meurt peu de temps après (le 30).

L'autopsie n'a montré d'aucune façon la cause de la mort, et on n'a pas rencontré de lésion grave pouvant l'expliquer ; aussi il est permis de supposer que l'animal a succombé à l'affaiblissement produit par les pertes de sang antérieures à l'opération ou occasionnées par elle, et aussi au shock opératoire ; on sait en effet que les animaux anémiés ou affaiblis par les hémorrhagies sont bien plus sensibles aux traumatismes quels qu'ils soient et que les syncopes ou les accidents nerveux du shock sont chez eux bien plus faciles et plus fréquents. En somme il n'y avait pas de lésions des tissus ni des organes internes et pas de trace de généralisation de la tumeur. Celle-ci représentait une masse du poids de 7 kilog. 500 ; comparable dans sa partie libre à la tête d'un enfant, elle s'épaississait par sa base en envoyant des ramifications dans les aines. La coupe montrait des cavernes creusées dans son tissu et remplies de magmas noirâtres à odeur nauséabonde. La majeure partie de la tumeur était formée d'un tissu dense, dur, coloré en noir avec des marbrures blanches surtout sur les bords ; la surface de section était lisse et le raclage donnait une petite quantité de liquide épais et noirâtre. Des fragments ont été enlevés à différents endroits de la tumeur (mais toujours loin des parties qui étaient en voie de ramollissement) pour être examinés suivant les règles ; c'est surtout sur les parties de la tumeur adhérentes à la peau que nous avons opéré, de façon à mieux étudier le développement et les éléments en pleine activité du néoplasme. Sur ces fragments on remarquait, en allant de dehors en dedans, c'est-à-dire de la peau vers la tumeur : 1° une partie externe blanche fibreuse ; 2° une partie interne lisse, noire, renfermant des tractus blancs émanant de la partie externe, mais ne pénétrant pas très profondément dans l'épaisseur de la partie noire ; par suite, la délimitation n'est pas très nette entre les deux substances, d'autant plus qu'on trouve des îlots noirs dans la partie blanche ; il paraît y avoir là une zone intermédiaire où on trouve mélangés les éléments de la tumeur aux parties constituantes du derme.

Des fragments de la tumeur comprenant les deux substances, pris à l'état frais ou après un séjour de 24 heures dans l'alcool au 1/3 et dissociés dans l'eau ou la glycérine picro-carminée, montrent les éléments suivants : 1° des noyaux ronds vésiculeux, d'un volume assez grand ; 2° des cellules fusiformes à gros ventre avec des noyaux analogues aux éléments n° 1 ; ces cellules sont tantôt longues avec des prolongements minces très étendus, tantôt relativement courtes, mais toujours avec la même forme ; beaucoup de ces cellules ne sont pas complètement isolées et forment avec d'autres cellules entre lesquelles elles s'engrènent de véritables faisceaux à dissociation difficile ; 3° des cellules irrégulières formées d'un gros noyau à nucléole entouré d'une mince bande de protoplasma profondément déchiquetée. De ces cellules le plus grand nombre est incolore, quelques-unes pigmentées de différentes manières ; enfin des granulations pigmentaires arrondies, quelques-unes irrégulières, plus ou moins fortement colorées, les unes jaune ver-

dâtre, les autres brun noir, en passant par des degrés intermédiaires ;
4° des fibres conjonctives en grand nombre sur les bords de la tumeur avec des cellules plates dont le noyau est gonflé et qui paraissent en voie d'évolution encore accolées aux faisceaux de fibres.

Pour étudier la disposition de ces divers éléments nous avons
fait des coupes de la tumeur auparavant fixée par l'acide picrique
et durcie par l'action successive de la gomme et de l'alcool ; ces
coupes, après un séjour de 12 heures dans l'eau distillée pour faire
disparaître la gomme, ont été colorées par le picro-carminate d'ammoniaque au 1/100 et montées dans la glycérine pure ou formiquée.
Nous avons pu ainsi constater les détails suivants :

La partie noire est formée presque exclusivement de cellules
fusiformes disposées en sens divers, les unes forment de longues
traînées où le ventre saillant d'une cellule est reçu entre les
prolongements plus ou moins amincis des cellules voisines ; la
soudure qui en résulte paraît très solide et les adhérences
difficiles à rompre ; dans la partie dissociée de la tumeur on a vu
en effet des cellules encore agrégées entre elles. A côté de ces
faisceaux cellulaires on trouve des parties qui paraissent composées de cellules rondes de diamètres divers, mais d'autres coupes
faites dans une direction perpendiculaire au plan des premières
montrent les mêmes faisceaux longs et les mêmes amas de cellules
rondes. D'un autre côté, dans les parties dissociées nous n'avons
pas trouvé de ces cellules rondes, nous devons donc admettre
qu'elles ne sont que la coupe optique des cellules fusiformes dont
le grand axe est perpendiculaire au plan de la coupe ; c'est pour
cela qu'elles paraissent avoir des dimensions variables, leur apparence et leur grosseur dépendant de l'endroit où a porté la coupe,
et de la mise au point. On trouve en outre, dans les parties pigmentées, des éléments cellulaires où à côté du noyau et très dis-
tincts de lui, on voit un ou plusieurs corps sphériques, petits par
rapport à la cellule qui les renferme et à son noyau. Ces corps sont
transparents, colorés en brun-vert et contiennent un autre élément
sphérique plus petit, plus réfringent qui paraît jouer vis-à-vis de
ces corps le rôle de noyau.

Le plus souvent on ne rencontre qu'un de ces éléments pigmentés dans les cellules, mais certaines cellules en renferment deux, quelques-unes trois, très peu en sont complètement remplies, le noyau a disparu alors ; dans d'autres cellules paraissant plus vieilles, on ne rencontre plus qu'un amas de granulations pigmentées généralement rassemblées à un pôle de la cellule. Ces granulations sont beaucoup plus petites que les corpuscules pigmentés à noyau dont elles sont peut-être les restes ou les germes ; à cause de leur irrégularité nous penchons pour la première hypothèse ; dans les cellules qui renferment ces granulations le noyau a disparu.

Dans les parties externes, à la limite de la tumeur on trouve des faisceaux de fibres conjonctives entremêlées avec des éléments cellulaires pathologiques. Enfin dans cette partie blanche, qui à l'œil nu paraissait normale, on voit que la néoplasie s'étend au delà des limites indiquées par la coloration noire. Les faisceaux de fibres conjonctives du derme sont entourés de cellules modifiées ou en voie de multiplication dont quelques-unes sont déjà pigmentées ; ces cellules, qui paraissent, à cause de la place qu'elles occupent, être des cellules plates du tissu conjonctif ou en provenir, en ont à peu près conservé la forme. Elles sont composées d'une plaque de protoplasma à bords irrégulièrement déchiquetés avec un gros noyau vésiculeux qui remplit les 3/4 de la cellule. La plupart des cellules sarcomateuses, surtout à la limite de la tumeur et dans les traînées par lesquelles s'étendent les prolongements de la néoplasie dans le tissu normal, sont très peu ou pas du tout pigmentées ; à ce niveau il n'y a peut-être pas une cellule sur vingt qui renferme du pigment. Il semble donc que la pigmentation n'est qu'un processus secondaire ; le sarcome se fait d'abord, ensuite il se pigmente. Les vaisseaux, dans les parties examinées, nous ont paru peu nombreux, et leurs parois se confondaient avec le tissu environnant. Le caractère exclusivement cellulaire de cette tumeur, au moins dans son centre, la forme et l'arrangement des éléments qui entrent dans sa composition, et l'absence d'alvéoles nous font admettre qu'il s'agit ici d'un sarcome mélanique, sarcome fuso-cellulaire à petites cellules de Rindfleisch, sarcome fasciculé de Cornil et Ranvier.

Les tumeurs de cette espèce peuvent prendre naissance aussi bien dans le tissu glandulaire que dans le tissu cutané. A l'époque où celle-ci a été enlevée, la peau et la mamelle étaient atteintes toutes deux, la lésion paraissait plus étendue dans la glande, et on aurait pu croire que le sarcome s'y était primitivement développé, et de là avait gagné la peau, mais quand la tumeur a été vue pour la première fois, elle paraissait alors nettement localisée à la peau, et si elle a acquis par la suite un plus grand développement dans la glande, c'est que celle-ci, quoique atrophiée, était plus riche en lymphatiques, plus riche en cellules.

Dans cette observation nous voyons qu'une tumeur petite, indolente, reconnue par hasard, portée par un animal âgé, a brusquement évolué dans l'espace de deux mois, sous l'influence de frottements produits par la marche, ou des fatigues causées par elle, et du volume d'une noix, a atteint les dimensions d'une tête d'enfant, et le poids de 7 kilogr. 500. La tumeur primitive était certainement d'une nature moins aiguë et formée d'éléments cellulaires moins jeunes et moins nombreux. Des faisceaux de fibres conjonctives, des cellules plates entraient probablement dans la composition de la masse indolente stationnaire et dure qui existait avant le voyage.

Sous l'influence des fatigues, de l'irritation causée par les frottements des parties voisines, par la chaleur, par des traumatismes multiples, la tumeur s'est réveillée et transformée ; les éléments presque fixes qui la composaient au début et qui, par suite de leur différenciation avancée, n'avaient qu'une faible tendance à s'accroître ou à se multiplier, se sont changés en éléments plus jeunes qui sont devenus plus nombreux. Les faisceaux de fibres ont disparu pour faire place aux cellules nouvelles qui, augmentant de plus en plus, se rapprochaient aussi de plus en plus de l'état indifférent. Les parois vasculaires n'étant formées que de cellules molles, gonflées de sucs et par suite peu résistantes, ont cédé par endroits et par moments à la pression sanguine et des hémorrha-

gies se sont produites ; la circulation et la nutrition se sont arrêtées
ou du moins ralenties dans ces points qui sont devenus fluctuants
par la mortification et la liquéfaction des éléments cellulaires existant dans le foyer hémorrhagique et autour de lui à une certaine
distance. Ainsi un fibro-sarcome (un sarcome vrai ne serait probablement pas resté stationnaire pendant un temps aussi long), en
tout cas une tumeur fixée dans l'immobilité depuis des années,
presqu'un tissu plutôt qu'une tumeur, mais un tissu surajouté à
l'organisme, greffé sur lui et plus sensible que lui aux influences
extérieures, sous l'excitation produite par des traumatismes légers
mais répétés peut changer de forme, de nature, et évoluer aussi
rapidement qu'une tumeur maligne. Du reste les exemples sont
nombreux dans la science, de tumeurs modifiées par des traumatismes. M. Trasbot, dans son article Mélanose, admet que les
fibromes peuvent naître « sous l'influence directe d'une irritation
locale, faible, très obscure, mais longtemps entretenue soit par la
persistance, soit par la répétition de l'effet de la cause » (1) ; il ne
parle pas de la transformation des tumeurs, mais il y a une grande
analogie entre la formation d'une tumeur conjonctive et la transformation d'une autre tumeur de ce genre. L'un de nous a publié
un cas de fibrome de la jambe, consécutif à une périostite chroni que
du tibia, évoluant et se transformant en sarcome sous l'influence
des frottements répétés de l'étrivière (le malade était cava lier). La
transformation très nette, était prouvée par l'existence antérieure
d'un fibrome et actuelle d'un sarcome dans lequel on trouvait
encore une partie fibro-sarcomateuse à une place de la tumeur qui
avait été quelque peu préservée des frottements de l'étrivière, cause
de la transformation du reste de la tumeur.

Nous citons ce cas parce que nous en avons été témoin et parce
que nous l'avons noté, mais les cas analogues se comptent par
centaines et pourtant ce n'est que depuis quelques années que
l'attention est attirée sur ce sujet. L'intervention chirurgicale qui
n'a été que symptomatique, nous paraît aujourd'hui avoir été ou

(1) *Dictionnaire de médecine vétérinaire*, article *Mélanose*, p. 532 (Trasbot).

trop timide, ou trop active. Dans ces cas, il n'y a pas à hésiter, il faut intervenir aussitôt que possible et le plus radicalement possible, ou alors au contraire éviter tout traumatisme, toute irritation de la tumeur ; les injections avec les substances irritantes antiseptiques ou autres, les incisions et les excisions ne font que donner un coup de fouet à la marche de la tumeur et souvent provoquent des généralisations par auto-inoculations. C'est pour cela que les opérations incomplètes sont dangereuses, quel que soit le mode de généralisation par des cellules détachées de la tumeur ou par des agents animés parasitaires ; les incisions sont toujours mauvaises, elles ouvrent les lymphatiques, les capillaires, les veinules et les artérioles, c'est-à-dire des voies pour l'absorption des éléments pathogènes contenus dans la tumeur, éléments mis en liberté au même moment par ces incisions.

La Société de chirurgie s'est occupée d'une question analogue à propos de l'intervention opératoire dans les tuberculoses locales ; Verneuil a cité des cas de méningite tuberculeuse et de tuberculose généralisée à la suite d'opérations sur des foyers tuberculeux extérieurs ; et si dernièrement le congrès de chirurgie a approuvé l'intervention chirurgicale dans les tuberculoses locales, c'est à condition que cette intervention soit radicale. Si on enlève tous les germes, les voies d'absorption et transport peuvent être ouvertes, le danger n'existe plus. Il ne peut y avoir ni inoculation sur place ni infection par absorption puisque les éléments infectieux sont enlevés totalement. Donc abstention complète ou intervention radicale si elle est possible.

L'autopsie a montré que la tumeur était purement locale, trop peu de temps s'était encore écoulé depuis le moment où le néoplasme avait pris une marche envahissante pour qu'il pût se généraliser, mais si l'animal avait survécu il est probable qu'on aurait rencontré plus tard des tumeurs mélaniques un peu partout, car ces tumeurs sont de celles qui se généralisent le plus facilement, les ganglions lymphatiques voisins auraient en tout cas été pris.

2ᵉ Observation de mélanose généralisée.

Du 29 avril au 16 mai 1886, nous avons eu l'occasion de traiter la mule Élite, âgée de 19 ans, gris pommelé, truitée et mouchetée à la tête, appartenant à une batterie d'artillerie détachée à Alger. L'animal portait une tumeur énorme qui entourait presque complètement l'anus et se dessinait au dehors par des bosselures considérables qui paraissaient être d'une coloration franchement noire sous la muqueuse distendue. L'existence d'une telle tumeur à ce niveau rendait très difficile et à la fin presque impossible l'acte de la défécation, d'autant plus que la tumeur envoyait des prolongements du côté du rectum. En se plaçant derrière l'animal on constatait que la masse musculaire du fessier droit était profondément refoulée en haut, tandis que du côté opposé la même région émaciée se présentait en creux. Les explorations rectales au moyen d'une sonde en caoutchouc durci (l'introduction de la main était devenue impossible) permettaient de constater l'extension de la tumeur mélanique et les nodosités qu'elle formait sur la face interne du rectum. L'animal était dans un état de cachexie tel que cet état ne pouvait être expliqué seulement par la gêne de la défécation et les troubles apportés aux fonctions digestives. Aussi, à cause de la nature de la tumeur visible, nous admettons que cette cachexie est déterminée par la présence de masses mélaniques dans les organes internes ; pourtant, nous ne pouvons relever aucun symptôme nous permettant de localiser les tumeurs secondaires dont nous supposons l'existence. L'animal avait souvent des crises intestinales douloureuses, causées par les contractions violentes de l'intestin qui étaient elles-mêmes provoquées par la présence prolongée des matières fécales. Celles-ci ne pouvant être évacuées que difficilement et au prix de grands efforts et de grandes douleurs, les exonérations étaient rares et incomplètes, et les matières s'accumulaient dans l'intestin jusqu'à ce qu'il se produisît une évacuation forcée avec coliques violentes. Il n'y avait aucun espoir dans un traitement curatif, aussi nos efforts ont porté sur ce double point : soutenir les forces de l'animal, restreindre autant que possible la quantité des matières de déchet devant être éliminées par l'intestin, et enfin maintenir la liberté du ventre de façon à ce que les matières étant toujours molles ou à demi-molles puissent s'adapter plus facilement au canal étroit formé par le rectum ; on devait éviter ainsi les obstructions intestinales et les coliques si douloureuses qui en étaient la suite. L'animal pourtant finit par succomber le 16 mai sous l'influence de la cachexie toujours croissante.

Autopsie. — *Aspect extérieur.* — Maigreur très accusée, les surfaces en saillie sont dénudées par les frottements produits par les mouvements désordonnés auxquels l'animal se livrait sous l'influence des coliques. Au niveau du rectum la tumeur fait une saillie d'environ 25 cent., emprisonnant le sphincter anal et le refoulant à gauche.

La tumeur est irrégulière, s'étend plus à droite qu'à gauche et prend fin sous la face inférieure de la queue par une série de petites nodosités disposées en chapelet. Dans toute son étendue, elle est formée de masses mamelonnées plus ou moins volumineuses, variant de la grosseur d'une mandarine à celle d'une noisette. Ces tumeurs font un cercle complet autour de l'anus, et se prolongent dans le rectum ; leur coloration noire est visible à l'extérieur. La graisse a complètement disparu du tissu cellulaire sous-cutané et on y trouve des tumeurs mélaniques disséminées en plusieurs points : au coude gauche, à la nuque, dans la région massétérine. Cette dernière, du volume d'une pomme et bien délimitée, est adhérente à la peau, mais complètement dégagée du tissu musculaire sur lequel elle repose par sa partie interne et sur lequel elle est mobile. Le péritoine est le siège d'un pointillé mélanique très chargé en certains endroits.

L'intestin grêle revenu sur lui-même ne contient pas traces d'aliments, la muqueuse est congestionnée et boursouflée par places.

Le côlon flottant présente, dans sa dernière partie, une disten-

sion exagérée, qui paraît être le résultat de la paralysie de l'intestin et de l'accumulation constante des excréments arrêtés à cet
endroit par l'obstruction progressive et presque complète actuelle-
ment du rectum. Le rectum, en effet, n'offre plus qu'un passage
étroit permettant à peine sans violence l'introduction d'un doigt,
ce passage est virtuel, les faces saillantes des tumeurs étant plus
ou moins en contact. .

Le foie a une coloration noirâtre, sa coupe est d'un brun choco-
lat; la rate, plus que doublée de volume, est farcie de mélanose ;
la vessie est repoussée en dehors de la cavité pelvienne et rejetée
à gauche et en haut dans l'abdomen, sa muqueuse présente un léger
pointillé mélanique. Le ligament suspenseur est distendu et il
existe entre ses feuillets une petite masse mélanique du volume
d'une amande. Les ovaires sont entourés de masses mélaniques
peu étendues. A l'œil nu les reins semblent normaux et le cœur,
sauf une légère décoloration de son tissu, paraît sain, mais au
microscope on constate la chute de l'épithélium des tubes droits,
le gonflement de l'épithélium des tubes contournés du rein et un
épaississement du tissu conjonctif périvasculaire et des tuniques
des artérioles. Le poumon gauche est hyperhémié et ne surnage
plus ; il montre en outre, des noyaux d'hépatisation dans sa partie
antérieure. Le poumon droit est normal. Entre les deux lobes
cérébraux on trouve une tumeur mélanique ayant la forme et le
volume d'un haricot, cette tumeur s'est développée dans les méninges et n'a fait que comprimer et refouler légèrement le tissu
cérébral pour se créer une espèce de loge.

La tumeur principale est noir foncé au centre ; sur les bords
la coloration est interrompue par des traînées blanches qui indi-
quent à cet endroit la persistance du tissu normal ou d'un tissu
moins altéré. A la coupe et au raclage elle donne du suc noir qui
teint les doigts en sépia. Ce suc, examiné au microscope, montre
qu'il contient : 1° de gros blocs noirs irréguliers plus ou moins
volumineux, ne laissant voir d'eux que leur forme, leur volume et
leur couleur car ils sont fortement opaques ; 2° des granulations
ovoïdes ou sphériques transparentes, de coloration brune, très

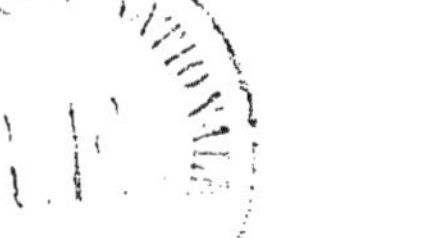

petites et paraissant animées de mouvements oscillatoires dans la couche liquide qui les renferme. Ces granulations se colorent mal par la fuchsine et le violet de gentiane dont elles prennent pourtant la couleur sans perdre leur coloration brune antérieure qui prédomine dans le mélange. L'acide acétique cristallisé pur, l'alcool absolu, la soude caustique en solution faible ou concentrée n'ont aucune influence sur elles, même après un contact prolongé de 24 heures et plus ; 3° des sortes d'utricules de forme à peu près ovoïde ou sphérique complètement remplis des granulations noires décrites sous le numéro 2. Ces utricules paraissent formés par des cellules dont le contenu est masqué ou a disparu et dont la membrane distendue par les granulations qui la remplissent a pris la forme sphérique. Les masses noires sont le résultat de l'agglomération de ces corps ; sur leurs bords ou à côté d'elles on trouve libres, ou à moitié détachés ces utricules pleins de granulations.

Un fragment de la tumeur a été placé immédiatement dans l'alcool, un autre dans une solution saturée d'acide picrique, puis tous deux dans la gomme, et enfin dans l'alcool. Des coupes des deux fragments de tumeur ainsi fixés et durcis ont été colorées par le picro-carminate d'ammoniaque ou la glycérine formiquée ou alunée au 1/100.

A un faible grossissement on voit les couches épidermiques de la peau et ses papilles avec leur pigment normal. Les cellules épidermiques forment une ligne grise à la surface de la peau ; la coloration est plus accentuée et franchement noire dans les dernières couches cellulaires du corps muqueux et dans les couches qui recouvrent immédiatement les papilles. Les prolongements cellulaires interpapillaires paraissent plus colorés sur leurs bords que sur leurs faces. Dans le tissu conjonctif du derme on voit des taches noires irrégulières plus ou moins volumineuses suivant qu'on est plus ou moins près de la tumeur dans laquelle on ne distingue aucun détail. A de plus forts grossissements $\left(\text{Zeiss } \frac{1}{D} \frac{1}{F} \right)$ on voit que les cellules épidermiques renferment toutes des granulations pigmentaires, les plus superficielles comme les plus profondes, mais les granulations paraissent plus nombreuses dans les cellules droites qui forment la couche immédiate de revêtement des papilles. Les cellules épidermiques plates de la surface même, quand elles sont dépourvues de noyau et prêtes à s'exfolier contiennent aussi des corpuscules noirs, mais en plus petit nombre et elles ont une teinte grisâtre.

Dans le derme, on trouve çà et là des cellules migratrices isolées renfermant plus ou moins de pigment, quelquefois le noyau est seul atteint. On voit de ces cellules dont le noyau bien que renfermant des grains noirs, est encore coloré en rouge par le picro-carmin ; dans d'autres où les grains noirs sont plus abondants, le noyau masqué par ces grains ne se laisse deviner que par la coloration due au carmin qui perce à travers la couleur noire des granulations.

Dans d'autres cellules enfin les granulations sont encore plus nombreuses, le noyau a complètement disparu et rien n'en décèle les vestiges, s'il en reste ; la cellule elle-même est détruite en tant que cellule, la membrane seule persiste et forme un sac élastique renfermant une quantité variable de granulations pigmentaires ; plus leur nombre s'accroît plus l'enveloppe ou la membrane cellulaire qui en tient lieu se distend ; c'est à cause de cette élasticité qu'elles arrivent à prendre la forme sphérique qui donne le cube maximum pour une surface égale. La cellule élément de l'organisme a disparu pour être remplacée par un kyste pigmentaire sans réaction vitale. Les cellules plates qui étaient appliquées sur les faisceaux de fibres conjonctives sont aussi, suivant les endroits, plus ou moins altérées par le processus pathogène. On les reconnaît facilement à leur noyau rendu très apparent par leur coloration rouge ; on distingue aussi la ligne qui marque les limites du corps cellulaire étalé en membrane. Là aussi c'est le noyau qui est le premier envahi par les granulations noires et qui subit les mêmes altérations que nous avons décrites pour les noyaux des cellules migratrices. Puis, par suite de l'infiltration continue des granulations noires, les cellules se gonflent, refoulent les faisceaux de fibres, et augmentent de nombre en même temps que de volume. Nous ne pouvons dire quelle est la part des cellules

fixes et celle des cellules migratrices dans cette accumulation
de cellules dans les points où agit l'agent pathogène ; pourtant,
tout nous porte à croire que les deux espèces concourent à la formation de la tumeur. Les cellules atteintes montrent les stades
divers de la multiplication cellulaire jusqu'au moment où l'infiltration pigmentaire devient trop considérable pour être compatible
avec la nutrition des éléments ; des cellules nouvelles viennent
aussi par diapédèse, puisqu'on trouve un plus grand nombre de
cellules migratrices dans les endroits où le pigment se montre. A
la limite du foyer dans les parties où le pigment est totalement
absent, les éléments cellulaires ne paraissent pas influencés par
le processus ; on trouve même des cellules normales à côté des
cellules pigmentées. Malgré le peu de réaction causée par le dépôt
de pigment au début, il n'en est pas moins vrai que c'est cette
pigmentation qui est la cause de la tumeur ; c'est après l'appari-
tion du pigment dans un endroit qu'on y voit affluer les leucocytes
et il se forme en cet endroit un foyer cellulaire qui contribue à
l'agrandissement de la tumeur. Autour et près de ces noyaux on
trouve le processus tout à fait au début; toutes les cellules, quelles
que soient leur forme et leur fonction, sont atteintes, mais isolément
et d'une façon discrète, on voit des grains noirs dans certaines
cellules, des glandes sudoripares, des glandes sébacées de la
gaine des poils. Ces cellules ainsi lésées sont rares, elles ont conservé leur place, leur forme, leur volume ; à côté d'elles d'autres
cellules de la même espèce ne renferment aucune granulation et
ce sont de beaucoup les plus nombreuses. Des granulations pigmentaires sont aussi disséminées çà et là dans le tissu intercellulaire où elles forment tantôt de petits amas, et tantôt sont isolées,
mais elles y sont plus rares que dans les cellules. Si le pigment
n'existait pas, on croirait voir une coupe du tissu dermique au
début de l'inflammation simple ; on y trouve, comme dans l'inflammation, des cellules migratrices en nombre plus considérable tantôt isolées, tantôt agglomérées sur un point, et des modifications
nutritives dans les cellules fixes.

Il semble que l'extension de la tumeur, en un point garanti

jusque-là, se fasse toujours par une cellule migratrice pigmentée qui apporte en cet endroit la matière pathogène ; car on rencontre tous les intermédiaires entre la cellule migratrice isolée et les foyers cellulaires pigmentés étendus.

Une coupe prise dans le milieu de la tumeur montre qu'elle est composée en grande partie d'une matière noire opaque dans laquelle on ne peut distinguer aucun détail, aucune forme. Cette matière noire est entourée d'une mince couche de fibres conjonctives et élastiques refoulées et tassées.

Ces fibres qui séparent des foyers étendus de mélanoses paraissent à peu près normales. En tout cas il n'y a aucune trace de travail inflammatoire ou autre. L'influence pathogène de la mélanose est donc peu rayonnante puisque des tissus situés entre deux foyers déjà anciens ne paraissent touchés en aucune manière, cette influence ne paraît s'exercer que par les cellules migratrices qui transportent l'agent et vont créer plus ou moins loin un nouveau foyer, ou bien par les cellules fixes, mais alors d'une façon tout à fait immédiate.

Ce mode d'extension ne ressemble pas à celui des sarcomes ; dans le centre de ces tumeurs jamais on ne trouve de tissu conjonctif normal, mais seulement les éléments cellulaires du sarcome.

RÉFLEXIONS. — Dans cette observation nous voyons qu'une tumeur primitive du rectum existant depuis un laps de temps indéterminé mais certainement très long, chez un animal âgé de 19 ans, après avoir pris localement un développement énorme, s'est répandue à peu près partout dans l'organisme ; on trouve en effet des tumeurs secondaires multiples dans le tissu conjonctif et la peau (coude gauche, nuque, région massétérine), dans les séreuses (péritoine et méninges), dans les organes lymphoïdes (rate) dans les muqueuses (vessie). La tumeur primitive par sa localisation et par son développement a été la cause de troubles digestifs qui ont amené la cachexie et la mort ; mais sans cela celle-ci serait survenue quand même, seulement plus tard ; les tumeurs secondaires lésaient des organes trop importants pour que la vie fût longtemps compatible avec un pareil état de choses.

Le poumon gauche présentait des traces d'hépatisation, et les reins des signes d'inflammation.

Il nous est difficile de rattacher les lésions du poumon à la mélanose, dont on ne trouvait pas de traces dans cet organe ; mais pour le rein, il n'en est pas de même ; les recherches de Bouchard et de ses élèves ont montré que le rein dans les maladies infectieuses éliminait les produits toxiques solubles provenant de l'action des agents morbides et qu'il en souffrait quelquefois. Ils ont montré aussi que les troubles digestifs amenaient la production d'alcaloïdes qui étaient absorbés en partie par la muqueuse intestinale et éliminés aussi par les reins.

Le passage prolongé des produits de désassimilation des tumeurs mélaniques et des substances toxiques, formées dans l'intestin dilaté et paralysé pendant la rétention des matières si fréquente et si persistante chez cet animal, a pu être pour le rein une cause réelle d'irritation.

Dans les cas analogues à celui-ci, la thérapeutique opératoire ou pharmaceutique n'a qu'un rôle bien effacé. Il était impossible d'enlever totalement la tumeur principale, à cause de sa localisation, de son développement et surtout à cause de l'existence certaine de tumeurs secondaires dans l'organisme, bien que leur siège n'ait pu être précisé.

On ne pouvait que chercher à prolonger l'existence et à diminuer les douleurs ou demander l'abatage immédiat si l'animal était incapable de rendre aucune espèce de service.

DEUXIÈME PARTIE

Les deux observations que nous donnons sont des exemples de la diversité des tumeurs mélaniques chez le cheval. Y a-t-il identité ou parenté rapprochée entre le sarcome mélanique et la mélanose. L'un n'est-il que le début de l'autre ? Toute mélanose généralisée a-t-elle débuté par un sarcome mélanique? Tout sarcome mélanique si les circonstances le favorisent doit-il aboutir à la mélanose généralisée ? Voilà la première question que nous avons à résoudre.

M. Trasbot, qui a écrit le meilleur travail paru en France sur la matière et qui fait autorité sur ce sujet, paraît confondre les deux espèces de tumeurs : pour lui, les tumeurs mélaniques sont des fibromes ou des sarcomes ; en effet, dit-il, « nous n'avons rencontré que deux espèces de tumeurs mélaniques, les fibromes mélaniques que nous avons nommés mélanose simple en raison de leur peu de gravité et le sarcome mélanique se généralisant toujours tôt ou tard (1) ».

Nous avons le regret de nous séparer complètement de M. Trasbot sur ce côté de la question.

D'après ce que nous avons vu et décrit, non seulement il n'y a pas identité absolue entre le sarcome mélanique et la mélanose, mais il n'y a, pour les rapprocher, que des caractères tout à fait superficiels. La présence de tumeurs, la coloration noire de celles-ci, la possibilité de généralisation, voilà les caractères communs. Mais en y regardant de près on voit que ces caractères

(1) *Dictionnaire de Médecine vétérinaire*, article *Mélanose*. Tome XII, pages 530-31, 1883.

sont différents dans chacune de ces affections et les séparent plutôt qu'ils ne les rapprochent.

Les tumeurs ne sont ni organisées ni composées de la même façon, elles n'ont pas la même influence sur l'organisme, la coloration n'est pas pareille, et ne se fait pas suivant le même mode.

Dans le sarcome, la composition est exclusivement cellulaire, sauf à la limite et sur les bords où on trouve les éléments du tissu et les éléments du sarcome mélangés. La coloration est plutôt brune que noire, la généralisation débute presque toujours par les ganglions voisins et se limite assez souvent à eux ; la tumeur s'étend de proche en proche par la formation de cellules sarcomateuses qui, plus tard, deviennent pigmentées. Une coupe fine de cette tumeur placée pendant vingt-quatre heures dans une solution sodique forte pâlit, mais reste à peu près entière. On ne trouve pas de pigments en dehors des cellules. Dans les tumeurs mélaniques simples, la coloration est absolument noire, la composition est loin d'être exclusivement cellulaire, même au centre de la tumeur, où on trouve des zones plus ou moins étendues de tissu conjonctif formé de fibres conjonctives et élastiques, de cellules et de vaisseaux ; la généralisation dépasse presque toujours les ganglions, et diffuse davantage que celle du sarcome. La pigmentation précède la multiplication des cellules et probablement la provoque. La tumeur s'étend par des cellules migratrices pigmentées, autour desquelles se forme un foyer dont elles sont la cause. On trouve des grains de pigments seuls ou en amas dans le tissu intercellulaire. Une coupe fine, placée dans une solution forte de soude, pendant 24 heures, se désagrège, il ne reste plus qu'un amas de granulations noires. Les grains pigmentaires, au moins dans leur jeune âge, sont relativement volumineux dans le sarcome et mesurent 3 ou 4 fois le diamètre des granulations de la mélanose. Ces grains sont sphériques, transparents, quoique fortement colorés et renfermant dans leur centre un corpuscule plus réfringent. C'est par la multiplication de ces éléments que les cellules sarcomateuses se remplissent et se colorent ; on voit alors 3 ou 4 de ces globules serrés les uns contre les autres, et la cellule paraît tout à fait noire. Dans des parties déjà complètement sarcomateuses, mais près de la limite de la tumeur, un quinzième ou un vingtième à peine des cellules contiennent des éléments colorés, quelques-unes en sont remplies, mais la plus grande partie n'en renferme qu'un.

Dans la mélanose, les granulations pigmentaires sont très petites, ovoïdes, transparentes, sans trace de noyau ou de nucléole, les cellules en contiennent le plus souvent des quantités considérables et, sous leur influence, perdent leur vitalité. Ces granulations sont très réfringentes et résistent à l'action de l'acide acétique glacial, de la soude caustique et de l'alcool absolu. L'évolution est aussi différente dans les deux genres de tumeurs. A la limite ou sur les bords du sarcome on trouve des cellules en voie de transformation et, selon que l'éloignement est plus ou moins grand, on peut suivre les phases diverses du développement des cellules sarcomateuses ; près de la tumeur le noyau est vésiculeux, très gros et muni d'un nucléole ; la cellule elle-même est gonflée et accolée à une cellule pareille ; plus loin, le noyau est moins volumineux, le nucléole moins apparent, mais le protoplasma cellulaire est gonflé ; la cellule n'est plus formée d'une mince lame membraneuse ; plus loin encore, le gonflement est moins considérable, mais toujours apparent ; enfin tout à fait à la limite le noyau seul paraît avoir augmenté de volume.

Il est loin d'en être ainsi pour les tumeurs de la mélanose simple. Tandis que dans les sarcomes ce sont des éléments de nouvelle formation qui se pigmentent, dans la mélanose ce sont les cellules normales qui se remplissent d'abord de grains mélaniques. Dans les sarcomes les éléments nouveaux se multiplient sans cesse et l'accroissement est central et périphérique ; dans la mélanose les éléments pigmentés perdent bientôt leur vitalité, l'accroissement paraît être surtout périphérique. Quand la pigmentation commence dans un endroit, ce sont les cellules migratrices qui y apportent les granulations noires. Les cellules atteintes, même quand elles sont assez fortement imprégnées de pigment, ne paraissent pas touchées dans leur vitalité, leur noyau se colore facilement par le carmin, leur forme et leur volume ne diffèrent pas de la forme et du volume de cellules voisines ; sans la présence de granulations noires on les prendrait pour des cellules normales. Le pigment, au moins pour un certain temps, ne paraît donc pas influencer la cellule d'une façon apparente. Plus tard, quand les grains pigmentaires deviennent plus nombreux, le protoplasma cellulaire est absorbé ou modifié de telle façon qu'il disparaît, le noyau n'est plus apparent même aux réactifs, il ne reste plus de la cellule que la membrane renfermant un amas serré de granulations pigmentaires. Dans le tissu intercellulaire les grains noirs ne sont pas très rares, ils s'y trouvent en amas plus ou moins considérables ou à l'état d'isolement. Dans le sarcome la pigmentation est toujours intra-cellulaire même sur les limites de la tumeur, aux endroits où l'on trouve encore du tissu conjonctif non cellulaire. Enfin ces tumeurs mélaniques ne sont dangereuses que par leur volume et leur siège, elles n'exercent qu'une action mécanique sur les organes ou tissus voisins. Les sarcomes sont nuisibles par eux-mêmes et quelle que soit leur localisation, ils amènent toujours des troubles sérieux de l'organisme et sans léser un organe essentiel peuvent amener la mort par une cachexie croissante. Si on traite par la solution de soude une coupe de la tumeur mélanique simple, comme nous l'avons fait pour le sarcome, tout le tissu conjonctif de soutènement disparaît emportant avec lui la cohésion et il ne reste plus sur la lamelle que des kystes cellulaires remplis de granulations noires et des masses opaques irrégulières formées par la réunion d'un certain nombre d'utricules et des granulations libres.

Pouvons-nous appeler sarcome une telle tumeur, complètement différente du sarcome mélanique que nous avons décrit? Il existe, il est vrai, plusieurs espèces de sarcomes qui sont loin d'être semblables entre elles ; aurions-nous affaire alors à un autre genre de sarcome?

Il y a, à un certain moment, multiplication des cellules du tissu conjonctif, et ce sont les éléments qui en sortent qui forment la tumeur ; mais au début, alors que l'imprégnation pigmentaire commence à se faire, que les cellules n'ont pas réagi, ce n'est pas encore un sarcome, pas même une ébauche de sarcome, et pourtant la maladie est là, elle s'annonce par des granulations noires, et plus tard quand il n'y a plus que des utricules noirs, sans réaction, sans vie, est-ce encore un sarcome? L'apparence sarcomateuse n'est qu'une période de transition dans l'existence de cette tumeur, qu'un stade passager de son évolution et ce n'est pas sur une apparence momentanée qu'on peut se baser pour la qualifier. Par son évolution elle paraît se rapprocher bien plutôt des tumeurs du tubercule de la lèpre, de la syphilis, de l'actinomycose; dans ces cas, comme dans celui-ci, les cellules sous l'influence de l'agent pathogène se gonflent, se multiplient, puis se détruisent.

Dans le sarcome l'évolution est continue, au centre aussi bien qu'à la périphérie. Dans la mélanose, le centre de la tumeur n'a bientôt plus de cellules vivantes.

Le sarcome avec ses éléments pigmentés, relativement volumineux, à noyau réfringent, nous paraît être une tumeur à psorospermies. La mélanose est peut-être causée aussi par un parasite, mais un parasite d'un genre inférieur à celui du sarcome, son organisation est plus simple, il ne possède pas de noyau. Les raisons qui militent en faveur de l'organisation animée de ces granulations sont la régularité et la similitude de leur forme, leur résistance vis-à-vis des agents chimiques. M. Bard les regarde aussi comme des agents animés, pour lui « ils se rapprochent des organismes sporulaires plus élevés dans la série végétale que les microbes proprement dits » (1).

Nous ne croyons pas qu'ils soient d'une organisation aussi élevée ; nous n'avons vu nulle part traces d'organes reproducteurs ou végétatifs, tous les éléments sont semblables entre eux, les masses mélaniques irrégulières que nous avons vues sont formées par leur agrégation ; si leur forme et leur volume sont variables c'est une

---

(1) BARD. De la nature parasitaire de la mélanose et de certaines tumeurs mélaniques. *Lyon médical.* XVIIᵉ année, t. XLVIII (47), 22 mars 1885, nᵒ 12, p. 408.

question de quantité. Ces blocs se forment par l'accolement des granulations extra-cellulaires qui rassemblent et confondent entre eux plusieurs utricules remplis de pigment. La granulation noire de la mélanose simple n'a qu'une seule et même forme et se reproduit probablement par scissiparité.

TROISIÈME PARTIE

L'origine des tumeurs mélaniques en général est enveloppée de la plus grande obscurité, pourtant pour ce qui regarde une certaine catégorie de sarcomes, on s'accorde à peu près pour leur reconnaître une origine congénitale soit directe soit indirecte.

D'après Pick « il y aurait chez certains individus une disposi-
« tion congénitale où la peau se montre très sensible vis-à-vis des
« excitations et réagit par une dilatation des vaisseaux et une pro-
« lifération cellulaire dans leurs environs ; puis il se fait un dépôt
« de pigment, d'abord dans les cellules du corps muqueux, et
« ensuite dont les nouvelles cellules » (1). Sur 19 cas de mélano-sarcome Wagner a vu dans 9 cas la maladie débuter sur des taches pigmentaires ou des nævi existant de naissance. Dans 5 cas l'accroissement a été causé par des traumatismes (2).

En tout cas, il est certain que la plupart de ces tumeurs apparaissent de bonne heure peu de temps après la naissance ; elles sont alors petites, indolentes, le plus souvent uniques sur le même individu ; elles restent stationnaires pendant un temps souvent très long, puis, quand l'homme ou l'animal approche de la vieillesse, et généralement à la suite de traumatismes peu violents mais répétés, la tumeur se développe et évolue. Tous les tissus,

(1) PICK. Ueber Melanosis lenticularis progressiva. *Vierteljahresschrift für Dermatologie*, 1884-3.

(2) WAGNER. Dix-neuf cas de mélano-sarcome. *Munchen. medicinis. Wochenschrift*, 1887, XXXIV, n°s 33, 34.

tous les organes peuvent être atteints par la généralisation. Le sang lui-même participe à l'infection générale, soit qu'il serve de véhicule à l'agent pathogène, soit qu'il offre un terrain de culture à cet agent au même titre que les autres tissus.

Nepveu a toujours trouvé dans le sang des malades chez lesquels les sarcomes mélaniques étaient en voie de généralisation, des granulations noires absolument semblables à celles qu'il rencontrait dans les tumeurs (1). Par suite de la mobilité des éléments cellulaires, du sang, de la fluidité du tissu, il ne peut y avoir ni organisation de tissu morbide, ni formation de tumeur. Les granulations noires, les leucocytes chargés de pigment dénotent seuls l'atteinte du sang. Les conditions qui provoquent ou favorisent le développement et la généralisation de ces tumeurs sont d'abord et surtout l'âge, « on ne les rencontre bien développées que sur les animaux ayant atteint la moyenne de leur existence. Sur plus de 30 cas, 2 seulement se rapportaient à des chevaux âgés l'un de 6, l'autre de 7 ans » (2) ; les traumatismes, ceux-ci non seulement amènent le développement des tumeurs, mais encore provoquent leur changement de forme et de nature. Une forme bénigne qui par sa constitution a de la tendance à rester stationnaire se change en une forme maligne, plus rapide dans son développement, plus brusque et plus certaine dans sa généralisation. C'est probablement la raison de la rareté des fibromes chez les chevaux.

De nos recherches nous pouvons dégager les faits suivants qui nous paraissent incontestables. Il y a plusieurs espèces de tumeurs mélaniques qui diffèrent non seulement par l'arrangement et la forme anatomique, mais encore par la nature, et il est nécessaire dans les observations de tumeurs mélaniques de bien spécifier l'espèce de la tumeur en cause. Le sarcome paraît se généraliser moins vite et moins constamment que la mélanose simple où la généralisation est fatale, mais dans le sarcome elle est plus grave et

(1) Nepveu. *Gazette hebdomadaire* 1886, n° 38, p. 618. Des contre-indications opératoires des tumeurs mélaniques tirées de l'examen du sang. Note lue au congrès de Nancy, 1886.

(2) Trasbot. *Dictionnaire de médecine vétérinaire*, p. 340.

amène bien plus rapidement la cachexie, laquelle dans la mélanose simple, est seulement mécanique et due au siège des tumeurs et à l'entrave qu'elles apportent aux fonctions de l'organisme.

L'intervention dans les sarcomes doit être radicale et précoce et faite déjà au moment où on ne fait que soupçonner le sarcome. Dans la mélanose, l'intervention au contraire ne se fait généralement que si la tumeur, par son siège, compromet des fonctions nécessaires à l'existence ou devient un empêchement au travail. Pourtant comme la mélanose se généralise toujours ou presque toujours, nous croyons que dans certains cas bien spécifiés on doit aussi enlever le plus tôt possible ces tumeurs quand leur extirpation est facile et n'exige pas de grands délabrements. Pour assurer une réussite complète on doit extirper avec la tumeur une large zone du tissu environnant quand même il paraîtrait sain à l'œil nu. Nous avons vu que l'extension de ces tumeurs se faisait à distance au moyen de cellules migratrices; pour être certain du succès et éviter la récidive locale, il ne faut à aucun prix laisser dans la plaie opératoire ou autour d'elle des germes auxquels on aura donné une nouvelle activité.

Les opérations incomplètes (incisions, excisions, cautérisations, injections de liquides caustiques ou irritants) doivent être rejetées, elles ne peuvent que donner un coup de fouet à l'évolution de la tumeur et hâter sa généralisation. Dans les cas où l'on reconnaît l'existence de tumeurs secondaires, on ne doit faire aucune opération, car elles sont presque toujours inutiles et souvent nuisibles. Pourtant on peut et on doit même, par exception, dans les cas de généralisation, enlever une tumeur qui compromet les fonctions ou empêche le travail. Ce n'est pas au point de vue clinique qu'on se place alors, mais au point de vue économique. S'il n'y a aucun signe apparent de généralisation, on pourra la diagnostiquer en recherchant dans l'urine la réaction d'Eiselt, et dans le sang, les granulations noires de Nepveu.

La réaction d'Eiselt consiste en ceci : l'urine exposée à l'air ou soumise à l'action de substances oxydantes telles que l'acide

azotique (etc.) devient noire. M. Trasbot n'a jamais obtenu cette
réaction avec les urines de chevaux atteints de mélanose généralisée ; aussi l'absence de ces signes ne peut donner une certitude
contre l'existence de la généralisation, mais leur présence l'indique
formellement. Il est regrettable qu'on n'ait pas des signes plus
certains de la généralisation ; autant en effet il est nécessaire
d'opérer quand il n'y a pas de généralisation, autant il faut éviter
l'extirpation quand les tumeurs sont multiples et quelques-unes
inacessibles. En faveur de l'opération précoce nous avons les
statistiques de Dietrich qui a rassemblé 137 cas de mélano-sarcome
diversement traités, et qui a vu que la durée de la maladie oscillait
chez les non opérés de 6 semaines à 3 ans et demi, et que la vie
était plus longue chez les opérés. L'opération quand elle est faite
dans de bonnes conditions, donne donc des chances de survie au
malade. La rapidité d'accroissement de la tumeur est une mau-
vaise condition pour le succès opératoire. S'il y a déjà cachexie
ou infection générale, l'opération doit être rejetée, à moins de la
faire pour remédier à des hémorrhagies abondantes, ou à des douleurs cruelles. Si une tumeur est tout à fait locale, qu'elle soit grosse
ou petite, superficielle ou profonde, elle doit être radicalement
enlevée et l'opération doit être faite le plus tôt possible. Il faut aussi
extirper les taches pigmentaires et les nævi, surtout aux places
exposées au traumatisme, avant qu'elles commencent à se déve-
lopper. Aussitôt après l'extirpation on emploiera le fer rouge, car
une cicatrisation après suppuration est préférable à une réunion
par première intention. Dans 37 cas sur 237 l'origine était un
nævus ou une verrue (1) et le plus souvent à cette donnée s'ajoutait
celle d'un traumatisme par rapport au siège de l'affection.

Ces préceptes tirés des travaux de Dietrich et Wagner, et
auxquels nous nous associons complètement, ont été tout dernièrement confirmés par Maunoury qui leur a dû deux succès opératoires. Il a pu en effet débarrasser deux malades de leur tumeur

(1) WAGNER. *Loc. cit.*

malgré des récidives multiples, chez l'un et des infections ganglionnaires chez l'autre (1).

Une question qui touche de près à celle des tumeurs mélaniques, qui en dérive même, c'est la question de la mélanose. Il a été fait dans ces derniers temps des travaux nombreux sur cette substance. De leur ensemble on peut tirer des probabilités sur la nature et l'origine de la matière mélanique ; plusieurs causes rendaient ces travaux difficiles, une des plus importantes était l'ignorance où l'on était au sujet de ces espèces de tumeurs ; on les confondait toutes et on les étudiait en bloc sans tenir compte des différences réelles qui existent entre chaque espèce. Comme elles n'ont pas la même origine et qu'elles ne procèdent pas du même principe, il est possible que la matière colorante ne soit pas la même, soit qu'elle provienne de matériaux différents, soit que, obtenue avec les mêmes matières, elle ne soit pas fabriquée de la même façon. Généralement et depuis longtemps on la fait dériver du sang en se basant sur ce que le sang est coloré et donne dans certains cas des résidus qui ont la forme et la couleur du pigment des tumeurs mélaniques. Cornil et Trasbot font rentrer la matière colorante de la choroïde, le pigment de la peau dans la même catégorie que les granulations des tumeurs mélaniques (2). Dans leur traité d'histologie pathologique (2e édition) Cornil et Ranvier émettent une autre opinion ; pour eux, le pigment noir paraît être une élaboration pathologique des cellules (3).

A l'époque où ces auteurs écrivaient leur ouvrage, les analyses de la substance mélanique étaient peu complètes et n'apprenaient rien sur sa constitution moléculaire. Des recherches plus précises ont été faites avec les moyens perfectionnés dont dispose la technique actuelle et on est arrivé à des résultats variables, mais qui

(1) MAUNOURY. Bénignité de certains néoplasmes mélaniques. *Association française*, 1889. *Semaine médicale*, 1889, n° 38, p. 334.

(2) CORNIL et TRASBOT. De la mélanose. *Mémoire présenté à l'Académie de médecine*, 1868.

(3) CORNIL et RANVIER. *Traité d'histologie pathologique* (2e édition), p. 82.

laissent entrevoir la possibilité du succès. Berdez (1) a analysé les tumeurs mélaniques dans un cas de mélano-sarcome généralisé avec mélanose totale de la peau chez l'homme et dans un cas de mélano-sarcome chez le cheval, il est arrivé à isoler de ces tumeurs mélaniques un pigment qu'il a nommé phymatorhousine chez l'homme et hippomélanine chez le cheval.

La composition des deux pigments offre une assez grande ressemblance, sauf pour les quantités de soufre qui sont assez différentes. Dans la phymatorhousine il a trouvé une fois 10.04, une autre fois 9.66 pour 100 de soufre, tandis que dans l'hippomélanine il n'y en avait que 2.70 à 2.78 pour 100.

La formule empirique approchée pour la phymatorhousine était C_{42} H_{36} Az^7 S_3 O_{13} ; celle de l'hippomélanine C_{42} H_{36} Az_7 SO^{17}. Berdez conclut de ces résultats que, indépendamment de la grande quantité de soufre, le manque complet de fer, dans les deux pigments pathologiques, indique que la matière colorante du sang n'a aucun rapport générique avec eux.

Ils paraissent être différents aussi des pigments physiologiques. Berdez a repris cette question, avec l'aide de Nencki (2), autant pour répondre à certaines objections, que nous verrons paraître plus tard, que pour compléter ses études et confirmer les résultats déjà obtenus. Ces auteurs ont isolé la matière colorante d'un sarcome mélanique du cheval en opérant de la façon suivante : la tumeur était broyée, traitée par l'alcool, ensuite par l'éther, puis le résidu, séché auparavant, était lavé avec une solution de potasse au centième, qui dissolvait la plus grande partie de la matière pigmentaire. La solution ainsi obtenue était neutralisée par l'acide chlorhydrique, et la matière colorante se précipitait en flocons bruns encore mêlés d'albumine. Le précipité recueilli et séché à une douce chaleur, puis repris plusieurs fois par la solution de

(1) BERDEZ. *Revue médicale de la Suisse Romande*, 15 juin 1885. Recherches chimiques sur deux pigments pathologiques.

(2) BERDEZ et NENCKI. Sur la matière colorante des sarcomes mélaniques. *Archiv. für experiment. Pathologie*, 1886, XX, p. 346.

potasse, et finalement bouilli avec l'acide chlorhydrique pour le débarrasser de l'albumine, était lavé ensuite avec l'eau pendant plusieurs jours, puis avec l'éther et l'alcool. La matière colorante obtenue ainsi à l'état de pureté se présente sous forme de particules noires insolubles dans l'eau, l'alcool, l'éther, facilement solubles dans l'ammoniaque, les solutions faibles de potasse et de carbonates alcalins. Elle précipite de ses solutions alcalines par l'addition de l'acide chlorhydrique. Les solutions sont brun rouge et ne donnent aucune bande d'absorption dans le spectre, l'acide azotique concentré les fait virer d'abord au jaune vert, puis les détruit; le chlore les décolore. Plusieurs analyses ont donné à ces pigments la composition suivante : Carbone 53.54 p. 100, hydrogène 4, azote 10.5, soufre 10. L'hippomélanine contient moins de soufre, carbone 53.10 à 53.90 pour 100, hydrogène 4, azote 10, soufre 3.

Plus tard Nencki obtient par l'extraction avec l'acide chlorhydrique bouillant une phymatorhousine exempte de matières minérales, qu'il considère comme pure, celle-ci était plus riche en azote et en soufre que les précédentes. Par suite, il donne une formule rectifiée des deux pigments ; celle de l'hippomélanine devient $C^{50} H^{40} Az_8 SO_{18}$ et celle de la phymatorhousine $C^{50} H_{42} Az^9 S^4 H_{14}$.

Ces analyses ont eu pour but non seulement de faire connaître la composition de la matière colorante, mais encore de donner des indications plus précises sur l'origine de cette substance. C'est, comme nous l'avons dit plus haut, en se basant sur la grande quantité de soufre de ces pigments et sur leur manque absolu de fer que Nencki et Berdez admettent qu'ils ne peuvent provenir du sang, dans le cas contraire on y trouverait les substances qui font partie intégrante de la matière colorante du sang et on n'y rencontrerait pas en excès des substances qui ne se trouvent qu'en très petite quantité dans cette matière.

D'autres chercheurs se sont mis à l'œuvre pour vérifier les résultats obtenus par Nencki et Berdez et ne sont pas arrivés aux mêmes conclusions.

Oppenheiner a trouvé du fer dans le pigment de Nencki. Il conclut en disant que le pigment malgré la grande quantité de soufre qu'il contient dérive du sang ou mieux d'un corps albuminoïde lié à l'hémoglobine.

Pour lui, les hémorrhagies sont quelquefois la cause directe de la pigmentation, dans d'autres cas le mode de développement est plus obscur. Mais il dépend toujours d'une destruction intensive des globules rouges, et l'analyse des tissus environnants doit donner une forte proportion de fer, s'il est réel que le pigment n'en contient pas (1).

De l'urine d'un malade atteint de mélano-sarcome généralisé, Morner a isolé une certaine quantité de matière colorante organique contenant du soufre et du fer. De ses recherches spectroscopiques il conclut que la matière colorante des tumeurs et de l'urine est identique.

Elle renferme : carbone 55.7 p. 100, hydrogène 6, azote 12-13-3, soufre 7.9 à 10.18. Fer suivant ce traitement avec ou sans acide 0.0 ou 0.028 à 0.07. Cette matière colorante est identique ou s'approche très près de la phymatorhousine.

Si Nencki et Berdez n'ont pas trouvé de fer dans leurs analyses de mélanine, c'est qu'ils l'enlevaient en traitant par l'acide chlorhydrique les tumeurs ou la substance qu'ils en avaient retirée (2).

Le manque de fer qui était un des arguments les plus puissants contre la théorie de la mélanine provenant du sang ne serait d'après Morner qu'une faute de technique.

Miura de son côté a isolé et analysé la matière colorante d'une tumeur mélanique du cheval. Cette mélanine ne renferme pas de substances minérales et a la composition suivante : C 54.5, hydrogène 5.06, azote 11.75, soufre 2.72.

L'hippomélanine de Nencki renferme : carbone 5.46, hydrogène 3.85, azote 10.67, soufre 2.83 (3).

(1) OPPENHEIMER. Considérations sur l'étude de la formation du pigment dans les tumeurs mélaniques. *Schmidt's Iahresbuch*, 1887, 214.

(2) MORNER. Sur la connaissance de la matière colorante des tumeurs mélaniques. *Zeitsch. für physiol., chemie*, XI, 1 et 2, p. 65, 1887.

(3) MIURA. Considération sur la connaissance de la mélanine. *Virchow's Archiv.* CVII, p. 250, 1887.

Les deux corps sont presque identiques, et la composition moléculaire de la mélanine paraît fixée dans des limites assez précises, hors le point de l'existence du fer qui d'après Morner s'y trouve réellement, mais est enlevé par l'acide chlorhydrique employé dans l'analyse.

Ce point en réalité le plus important reste en suspens et avec lui la question de l'origine hématique du pigment. Pourtant tout le monde n'est pas aussi affirmatif que Morner au sujet de la présence du fer dans le pigment mélanique.

Cohnheim est beaucoup plus réservé, « il n'est pas établi d'une façon certaine, dit-il, que les sarcomes et carcinomes mélaniques, tirent leur pigment d'une transformation de la matière colorante du sang. Ces pigments traités par le ferrocyanure de potassium et l'acide chlorhydrique, ne donnent pas de coloration de bleu de Prusse, et souvent on cherche vainement du fer dans les cendres des tumeurs mélaniques.

Nous ne savons pas comment le pigment se développe là, et cette ignorance n'est pas éclairée par le fait que les mélanoses chez l'homme ont presque toujours leur point de départ dans des parties dont les cellules forment du pigment à l'état physiologique » (1).

Rindfleisch rejette l'idée d'un pigment unique produit par des hémorrhagies, « il s'agit le plus souvent, dit-il, d'une précipitation de la matière colorante du sang préalablement dissoute. Dans les cas de sarcomes médullaires se transformant plus tard en sarcomes mélaniques et récidivant comme tels en donnant lieu à métastases, on peut se convaincre que souvent les premières traces du pigment se montrent dans les vaisseaux. Peut-on interpréter ce fait autrement qu'en admettant que ces cellules épithéliales aient absorbé la matière colorante diffuse contenue dans le sang, que celle-ci se soit condensée et précipitée en granules, et si plus tard un pigment semblable se montre en dehors des vaisseaux, on ne peut douter qu'il ne se produise comme dans l'épithélium des

____

(1) COHNHEIM. Ueber allgemeine Pathologie. Erster Band, p. 576-577.

vàisseaux par l'absorption d'une matière colorante diffuse provenant du sang » (1).

M. Trasbot regarde la matière colorante des tumeurs mélaniques du cheval comme identique aux pigments normaux, « si les poils ont une teinte très claire ou sont absolument blancs et que de plus la peau présente de larges plaques de ladre la mélanine n'est plus utilisée qu'en quantité relativement minime, il semble alors que la puissance mélanogène de l'organisme équin ne s'épuisant plus, conserve une sorte d'activité virtuelle capable de se relever d'une façon effective lorsqu'une néoplasie quelconque se présente pour recevoir l'excédent du pouvoir colorant non dépensé jusque-là » (2). L'analyse chimique étant impuissante à nous éclairer sur la provenance de la mélanine, on a cherché à élucider cette question d'une autre manière.

Voisins a placé des coupes de tumeurs mélaniques dans une solution concentrée de ferrocyanure de potassium et les a traitées ensuite par l'acide chlorhydrique ou azotique, il a employé aussi le sulfate d'ammonium. Si la tumeur contient du fer, la coloration bleu de Prusse se produit dans le premier cas, et dans le deuxième une coloration noire ou vert sombre. Il employa aussi la coloration par l'éosine et dans 6 cas sur 10, il réussit à démontrer l'origine hématique d'une grande partie du pigment qui donne sa coloration aux tumeurs, et en conclut que la théorie établie par Fusch, pour les mélano-sarcomes de la choroïde, du développement autochtone du pigment par action métabolique des cellules, n'a aucun fondement général (3).

Birnbacher, pour étudier la formation du pigment dans un cas de mélano-sarcome, employa la coloration avec une solution concentrée de fuchsine acide, suivie de lavages avec l'eau alcalinisée. De cette façon, les globules rouges se colorent en rubis, les tissus

(1) RINDFLEISCH. *Anatomie pathologique*, Ire *édition française. Traduction de* GROSS, p. 144-145.

(2) *Nouveau dictionnaire de Médecine vétérinaire*, article *Mélanose*, p. 530.

(3) Recherches microscopiques sur l'origine du pigment dans les tumeurs mélaniques de l'œil. (VOISINS. *Von Grafe's Archiv.*, XXXI, p. 161.

en bleu violet; il reconnut ainsi que le pigment était hématogène. Le point de départ de sa formation est la multiplication des cellules de l'endothélium des vaisseaux, et une stase des globules qui deviennent libres par la diapédèse, et sont ensuite repris par les cellules sarcomateuses où on les trouve aux stades les plus variés de la destruction, ou bien ils restent dans le tissu interstitiel où ils se changent en grains de pigment. Les vaisseaux obturés et remplis de globules rouges se transforment en traînées de pigment (1).

Plus tard Birnbacher avec Hirschberg a constaté de nouveau au microscope les différents stades de la transformation des globules rouges en pigment (2).

Semmer arrive aux mêmes conclusions par l'observation de deux cas de mélanose généralisée chez le cheval. Les petites tumeurs n'étaient pas pigmentées, les moyennes étaient grises, les anciennes tout à fait noires; d'après lui, il s'agit dans ces cas d'une formation sarcomateuse primitivement incolore, qui est devenue pigmentée par suite du dépôt dans les cellules du pigment provenant du sang (3).

En somme pour les uns (Nencki et Berdez) le pigment des tumeurs mélaniques ne provient pas du sang, pour d'autres l'absence complète de fer dans les recherches de Berdez et Nencki s'explique par une faute d'analyse (emploi de l'acide chlorhydrique) (Morner), par l'accumulation probable du fer dans les tissus ou cellules environnants non pigmentés (Oppenheimer). Hirschberg et Birnbacher suivent au microscope les différents stades de la transformation des globules rouges en pigment, il en est de même de Voisins. Trasbot invoque la puissance mélanogène de l'organisme. On voit que sauf Nencki et Berdez la plupart des auteurs

(1) BIRNBACHER. Sur la formation du pigment dans les sarcomes mélaniques. *Centralblatt für pract. Augenheilkun*, 1884, p. 38.

(2) BIRNBACHER et HIRSCHBERG. Recherches sur la pathologie de l'organe de la vue. *Centralbatt für practich. Augenheilk.*, 1884, p. 10.

(3) SEMMER. Mélano-sarcome et mélanine chez les chevaux blancs. *Deutsch Zeitschrift für Thiermedi.* IX, p. 89, 1883.

àdmettent l'origine hématique du pigment et quant à l'opinion de
M. Trasbot nous ne croyons pas qu'elle trouve beaucoup de faveur,
elle n'est plus de notre temps. La puissance mélanogène de l'organisme n'est qu'un mot et la théorie serait insuffisante pour
expliquer la formation de tumeurs mélaniques chez l'homme ou
chez l'animal dont le poil est coloré.

Du reste de nouvelles recherches montrent que les analyses de
Berdez et Nencki qui semblaient jeter un doute sur la théorie de
l'origine hématique du pigment sont compatibles avec cette théorie
et qu'il peut bien ne pas y avoir d'erreur de technique comme on
l'avait prétendu d'abord. Tout dernièrement Schmidt a étudié le
pigment pathologique et a vu que suivant les cas il pouvait donner
ou non avec le ferrocyanure de potassium la réaction du fer. Il a
injecté du sang dans le sac dorsal des grenouilles et dans les pou-
mons de lapins; chez ces derniers après 3 semaines tous les corpuscules pigmentés sont changés en hémosidérine et donnent la
réaction du fer, tandis qu'au bout de 9 semaines la constitution
chimique change et la réaction du fer disparaît. Le stade de la
réaction du fer n'est donc pas durable, il ne présente qu'une phase
dans le développement du pigment en formation et disparaît plus
ou moins tôt. Il y a donc un pigment hématogène granulé qui avec
la même constitution et avec le même état que l'hémosidérine ne
contient pas de fer démontrable micro-chimiquement.

Le pigment des tumeurs mélaniques dont la couleur, la forme
et l'arrangement sont les mêmes que ceux du pigment hématogène,
s'il ne renferme pas de fer, doit être regardé comme un stade
tardif qui a conduit le pigment sanguin au delà des limites de la
période de l'hémosidérine, il prouve que ce pigment n'est pas
formé localement dans les cellules des tumeurs, mais qu'il est
transporté de la circulation dans les tumeurs, quitte les vaisseaux
en traversant l'épithélium, pénètre dans les fentes lacunaires conjonctives d'où il passe dans les cellules sarcomateuses.

Les travaux de Schmidt (1), s'ils se confirment, montrent qu'il

(1) SCHMIDT. Sur la parenté des pigments hématogènes et autochtones et leur
place vis-à-vis de l'hémosidérine. *Virchow's Arch*. Bd CXV, p. 397.

n'y a pas plus d'erreur dans les analyses de Nencki et Berdez qui ont trouvé du fer dans le pigment mélanique que dans les analyses de leurs contradicteurs qui n'ont pas trouvé de fer dans ce même pigment, puisque suivant son ancienneté il contient du fer ou n'en contient pas. Les variations dans les résultats analytiques n'impliquent ni une erreur dans les analyses ni une différence dans l'origine qui serait hématique dans tous les cas. On peut donc admettre avec une certaine vraisemblance, en se basant sur tous ces travaux concordants, que le pigment des tumeurs mélaniques provient du sang ; on peut admettre avec non moins de vraisemblance qu'il ne provient pas directement du sang, c'est-à-dire que celui-ci subit des transformations diverses, actives peut-être plutôt que passives. Certains auteurs comme nous l'avons vu acceptent la transformation immédiate des globules rouges issus des vaisseaux dans les tumeurs sarcomateuses, les expériences de Schmidt montrent, contrairement à cette idée, qu'avant d'arriver à se fixer sous forme de pigment dans les tumeurs mélaniques les globules rouges et leur matière colorante ont subi des transformations chimiques. En dehors de ces expériences nous avons des faits peut-être plus probants encore. Depuis longtemps on sait d'après Eiselt que chez les malades atteints de mélano-sarcome l'urine qui est claire au moment de l'émission brunit à l'air ou à la suite de l'action de matières oxydantes. Trasbot il est vrai n'a jamais vu dans les urines de chevaux atteints de mélanose cette coloration par oxydation, mais d'autres l'ont vue et Morner a même isolé (1), de l'urine d'un homme atteint de mélano-sarcome, cette matière colorante, elle contient du fer et du soufre et au spectroscope elle a paru différente de la matière colorante de l'urine et de l'indican et identique au pigment des tumeurs mélaniques. Elle a la même composition, soit : carbone 55.7, hydrogène 6, azote 12, soufre 7-9-10, fer 0.028 à 0.07 ou, si elle avait été traitée par l'acide chlorhydrique, fer 0.00.

Finkler a retiré aussi de l'urine une poudre non cristalline et

(1) MORNER. Sur la connaissance des matières colorantes des tumeurs mélaniques. *Zeitschrift für physiol. Chemie*, XI, 1-2, p. 65, 1887.

hygroscopique qui se comporte comme la mélanine ; l'urine renferme tantôt de la mélanine et elle est noirâtre, tantôt de la mélanogène et elle a sa couleur naturelle, mais elle noircit à l'air ou par les substances oxydantes (1).

Terrillon a constaté aussi cette action de l'air sur l'urine d'une femme de 62 ans, atteinte de mélano-sarcome généralisé (2).

Les analyses ont montré la presque identité qui existait entre la matière colorante des tumeurs et celle de l'urine.

Miura a cherché à prouver cette identité d'une façon plus directe. Retirée de la rate d'un cheval mélanique, la mélanine mise en suspension dans une solution de chlorure de sodium à 0.6 pour 100 fut introduite dans l'estomac, le tissu sous-cutané et le péritoine de lapins. Dans le 3e cas seulement, c'est-à-dire dans le cas de l'injection dans le péritoine, l'urine présentait constamment la réaction de la mélanogène. On peut conclure de cette expérience que l'hippomélanine se transforme dans le corps en hippomélanogène et que cette dernière substance est éliminée par l'urine. La transformation de la mélanine en mélanogène qui est une désoxydation, serait due au pouvoir réducteur des tissus (3).

Morner croit que la matière colorante formée dans les sarcomes, passe dans le sang, et que celui-ci la transporte dans les reins où elle est éliminée en partie (4).

Oppenheimer, par ce qu'il a vu dans les reins justifie cette manière de voir ; les cellules épithéliales du labyrinthe étaient colorées d'une façon diffuse et renfermaient des dépôts de pigment et la lumière des canalicules était remplie de ces mêmes granulations pigmentaires.

Ce n'est pas seulement dans les reins qu'on a rencontré des granulations pigmentaires, on en a trouvé aussi dans le sang. Nepveu a le premier signalé cette altération du sang chez les malades atteints de

(1) FINKLER. Melanin in Harn. *Centralblatt für klinische Medicin.*, 1880, n° 2.

(2) TERRILLON. *Annales de gynécologie*, juillet 1886.

(3) MIURA. Beitrag zur Kenntniss der Melanin. *Virch. Archiv.* CVII, 2, p. 250, 1887.

(4) MORNER. *Eod. loco.*

mélanose généralisée et il en a tiré des indications diagnostiques sur l'opportunité d'une opération radicale, « dans le cas de généralisation de tumeurs mélaniques, on trouve à l'examen histologique du sang des granulations mélaniques à l'état libre, des leucocytes en totalité ou en partie mélaniques » (1).

Terrillon signale aussi dans un cas analogue une augmentation des globules blancs et une grande quantité de corpuscules noirs entre les globules rouges détruits (2).

L'urine des mélaniques renferme donc assez souvent, au moins dans certains cas, une matière incolore qui par oxydation devient noire, cette substance provient de la réduction dans l'organisme de la mélanine. Or on trouve la mélanine dans le sang, dans les tumeurs et dans l'épithélium rénal. Si elle se trouve dans le rein, c'est qu'elle s'élimine par cet organe. Il ne nous reste plus qu'à savoir si elle se fait dans le sang ou dans la tumeur, si la tumeur fournit la matière colorante au sang ou des agents destructeurs des globules rouges, ou si c'est au contraire le sang qui donne aux tumeurs mélaniques leur coloration.

Oppenheimer exprime de cette façon le résultat de ses études. Pour lui, « la formation des pigments est certainement sous la dépendance des vaisseaux et des globules sanguins dans une série de tumeurs mélaniques, mais dans les autres on ne peut constater aucune relation entre elles et les vaisseaux (3) ». Cela revient à ce que nous disions de la variété des tumeurs mélaniques et de la nécessité de les catégoriser pour les étudier. D'après lui encore « le pigment se formerait de la façon suivante : les globules rouges sont d'abord détruits dans le sang, la matière colorante est reprise par les cellules de la paroi des vaisseaux, puis passe dans les cellules de la tumeur dans lesquelles elle se fixe ou bien traverse les épithéliums du rein pour être éliminée ».

Les recherches de Nepveu montrent que les choses ne se passent

(1) NEPVEU. *Gazette hebdomadaire de médecine et de chirurgie*, 1886, n° 38, p. 618.
(2) TERRILLON. *Loc. cit.*
(3) OPPENHEIMER. *Loc. cit.*

pas du tout de cette façon. Chez un homme atteint de mélano-sarcome, le sang examiné avant l'opération faite le 3 février 1886, avait montré beaucoup de leucocytes pleins de granulations pigmentaires. Après l'opération, le sang fut examiné à 4 reprises, 3 fois peu de temps avant la sortie de l'opéré qui eut lieu le 25 février, la quatrième fois en juillet ; le premier examen montra encore qu'une grande partie des leucocytes était noire, au 2ᵉ et au 3° examens faits trois semaines l'un après l'autre, la coloration et le nombre des leucocytes avaient notablement diminué. Le 20 juillet, longtemps après la cicatrisation de la plaie, le malade étant en pleine récidive ganglionnaire et en pleine métastase viscérale, le nombre des leucocytes devenus noirs était très considérable et leur coloration très intense. D'après ces observations qui ont été répétées plusieurs fois avec le même résultat, on ne peut pas admettre que c'est le sang qui par la destruction de ses globules rouges dans les tumeurs leur fournit leur matière colorante, puisque les granulations noires observées dans la circulation diminuent et disparaissent même quand les tumeurs sont enlevées. Si les tumeurs emmagasinaient simplement la matière colorante provenant de la destruction des globules rouges, il devrait se faire une accumulation de la mélanine dans le sang, puisque les tumeurs ne la prennent plus ; mais comme les granulations noires diminuent après la suppression d'une ou de plusieurs tumeurs pour reparaître avec elles et augmenter avec leur volume et leur nombre, on peut croire que ces tumeurs sont les foyers de production de la matière mélanique et qu'elles versent dans la circulation, soit les granulations noires elles-mêmes, soit des agents qui détruisent les globules rouges et mettent la matière colorante en liberté. De là à admettre la nature parasitaire des tumeurs mélaniques il n'y a qu'un pas et ce pas a été franchi par M. Bard qui, en se basant toutefois sur d'autres considérations admet la nature animée de l'agent des tumeurs mélaniques simples, et cette idée nous paraît vraie. Tout s'explique facilement et simplement si l'on admet cette hypothèse, le siège primitif et la localisation de la tumeur sur des parties délicates exposées aux influences extérieures, leur état stationnaire, leur

développement et leur dissémination dans l'organisme à la suite
de traumatismes opératoires ou autres, l'envahissement du sang
pendant la généralisation, enfin la pluralité des germes explique la
pluralité des formes. Cette conception est consolidée par les récentes
découvertes de Darier qui a montré que certaines tumeurs épithéliales étaient dues à l'action de parasites appartenant à la classe des
psorospermies, c'est un parasite de cette famille qui est l'agent de
la malaria, et amène la mélanémie en détruisant les globules du sang
(Laveran, Richard, Marchiafava et Cecci-Golgi, etc.).

La preuve directe nous semble faite au moins pour le sarcome,
les éléments colorés et nucléés que nous avons constatés et décrits
dans ces tumeurs nous paraissent être les agents de leur développement et de leur pigmentation. L'apparence de ces organismes
les rapproche des amibes. Quant à la mélanose simple du cheval,
la question est plus difficile à résoudre, bien que tout porte à croire
avec Bard que les corpuscules pigmentés sont les agents de l'infection mélanique, rien ne peut le prouver nettement, sauf peut-
être les expériences de Goujon si elles se rapportent à cette catégorie de tumeurs (1). Cet auteur injecta dans le tissu cellulaire
d'un chien du liquide exprimé d'une tumeur mélanique fraîche et
produisit au lieu d'injection une tumeur semblable à celle qui avait
servi à l'inoculation. Les éléments de cette tumeur absorbés par
les lymphatiqnes infectèrent les ganglions voisins et la généralisation s'ensuivit. Par contre M. Trasbot a fait sans succès des
expériences analogues, mais les résultats négatifs n'ont jamais
infirmé des résultats positifs.

En partant de l'idée de contagion par la propagation de ces
tumeurs nous avons cherché s'il n'y avait pas une corrélation
entre leur développement et le voisinage des chevaux malades.
Sur un effectif de 624 chevaux présents au régiment nous en
avons trouvé 24 porteurs de tumeurs mélaniques, et ces 24 chevaux
étaient à peu près également répartis dans les batteries. Le voisi-

(1) *Société de Biologie,* **25** juin 1867. Cité par Gross, in Histologie pathologique de Rindfleisch.

nage des chevaux atteints de cette affection ne paraît donc avoir aucune influence sur la contamination des autres. Les conclusions que nous croyons pouvoir tirer sont celles-ci :

1° Il y a plusieurs espèces de tumeurs mélaniques, on peut les diviser provisoirement en fibromes, sarcomes, mélanomes, et peut-être carcinomes.

2° Les sarcomes se subdivisent en plusieurs classes différentes par leur symptomatologie et leur malignité.

3° Les sarcomes peuvent provenir de l'évolution active de fibromes causée par un traumatisme opératoire ou accidentel.

4° L'agent du développement de la propagation du sarcome mélanique paraît être au moins dans certains cas un parasite de la classe des amibes.

5° Le mélanome diffère du sarcome mélanique au point de vue anatomo-pathologique, clinique et étiologique.

6° Le mélanome est produit par un agent différent de celui qui cause le sarcome mélanique, mais cet agent paraît être aussi un agent animé.

7° L'intervention chirurgicale doit être radicale et précoce dans ces deux espèces de tumeurs, mais surtout dans le sarcome, ou tout à fait nulle.

8° La mélanine procède de la matière colorante du sang par des transformations multiples dues à l'activité de l'agent animé cause de la tumeur.

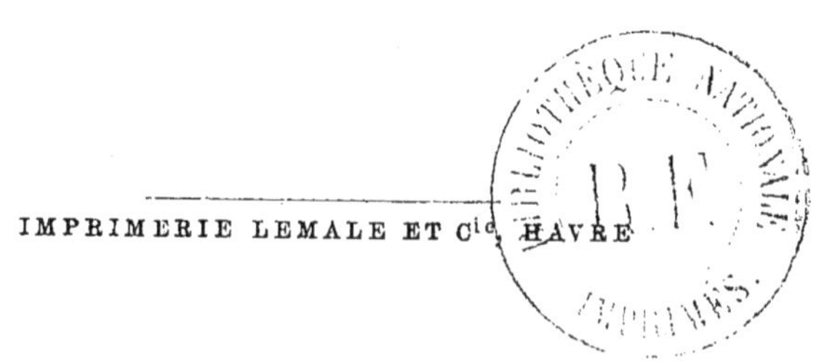

IMPRIMERIE LEMALE ET Cⁱᵉ, HAVRE